DE L'INFLUENCE

DES

ÉMOTIONS MORALES

SUR LE DÉVELOPPEMENT

DES AFFECTIONS CUTANÉES

PAR

Fernand MEYER,

Docteur en médecine de la Faculté de Paris,
Ex-interne des hôpitaux de Lyon,
Ex-chirurgien aide-major dans la troisième légion d'Alsace-Lorraine (1870-71).

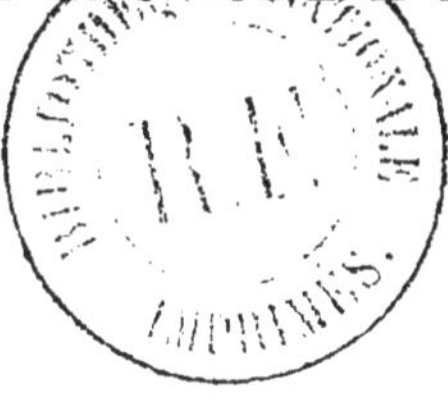

PARIS

V. ADRIEN DELAHAYE ET Cᵒ, LIBRAIRES-ÉDITEURS,

Place de l'École-de-Médecine.

—

1876

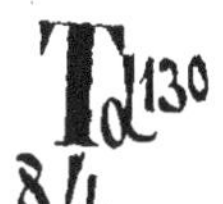

DE L'INFLUENCE

DES

ÉMOTIONS MORALES

SUR LE DÉVELOPPEMENT

DES AFFECTIONS CUTANÉES

PAR

Fernand MEYER,

Docteur en médecine de la Faculté de Paris.
Ex-interne des hôpitaux de Lyon,
Ex-chirurgien aide-major dans la troisième légion d'Alsace-Lorraine (1870-71).

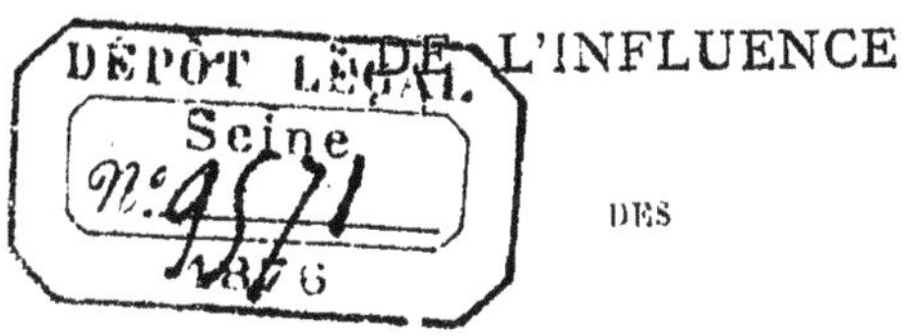

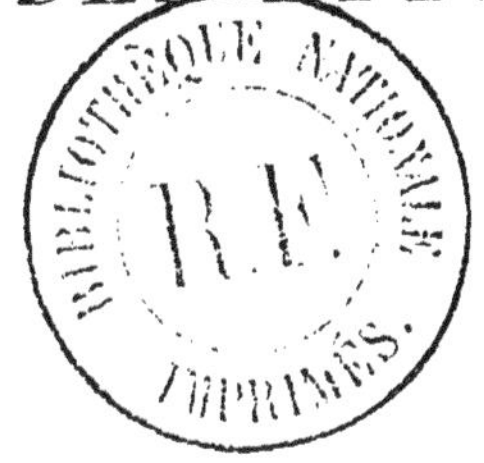

PARIS

V. ADRIEN DELAHAYE ET Cᵒ, LIBRAIRES-ÉDITEURS,

Place de l'École-de-Médecine.

—

1876

DE L'INFLUENCE

DES

EMOTIONS MORALES

SUR LE

DÉVELOPPEMENT DES AFFECTIONS CUTANÉES

INTRODUCTION

Les affections cutanées se développent généralement sous l'influence de la scrofule, de la syphilis, de l'arthritis et de la dartre ou herpétisme. Ce sont les quatre maladies constitutionnelles qui peuvent leur donner naissance, en dehors de l'hérédité et des causes externes, parasitaires ou non.

Le rôle de chacune d'elles est variable : ainsi, la scrofule semble peu prédisposer aux affections cutanées, et, si quelques auteurs ont admis une opinion contraire, M. Guibout (1) fait ressortir, avec raison, croyons-nous, le rôle secondaire de cette maladie constitutionnelle : c'est bien en effet ce que nous a maintes fois fait observer notre maître, M. Horand, dans l'immense service des enfants de l'Antiquaille, qui était alors confié à ses soins.

La syphilis donne naissance à des éruptions cutanées spéciales tout à fait indépendantes de celles que nous avons

(1) Guibout, Leçons cliniques sur les maladies de la peau, Paris, 1876.

en vue dans ce travail : elles naissent et disparaissent avec elle.

L'arthritis produit des affections cutanées, cela est incontestable, et M. Bazin a l'honneur d'avoir insisté sur ce genre d'affections cutanées. On ne peut nier, par exemple, que l'érythème noueux ne soit le plus souvent sous la dépendance de l'arthritis : toutefois, les affections cutanées arthritiques sont plus rares que ne l'admet le savant professeur, et c'est probablement cette raison qui fait que ses opinions ont trouvé des contradicteurs.

La cause la plus fréquente des maladies cutanées est sans contredit l'herpétisme ou dartre. Aussi ne saurait-on trop méditer à cet égard les travaux de M. Hardy. Telle que cet auteur a décrit la dartre, on la rencontre constamment dans les services spéciaux, et si on ne peut donner une définition nette de cette diathèse, on est forcé néanmoins d'en reconnaître l'existence.

Nous admettrons donc, que, le plus souvent, les affections cutanées se développent sous l'influence de l'herpétisme, et nous l'admettons, non-seulement parce que nous l'avons entendu professer à l'Antiquaille, mais encore parce que cette doctrine, qui est celle de l'école de l'hôpital Saint-Louis, nous a paru en rapport avec les faits cliniques que nous avons pu observer nous-même.

Toutefois, cette diathèse dartreuse a besoin, pour être mise en évidence, d'une cause occasionnelle ou déterminante, et parmi ces causes occasionnelles, nous avons été frappé du rôle important que jouent à cet égard les émotions morales.

Etait-ce parce que nous observions dans un service d'enfants, par conséquent plus facilement impressionnables et ressentant plus vivement les émotions morales? Telle était tout d'abord la raison que nous donnions des faits qui se sont présentés à nous. Mais, en consultant les auteurs, nous

avons vu que les enfants n'étaient pas seuls susceptibles de
voir se développer les affections cutanées à la suite de semblables causes : en effet, Lorry, Plenck, Alibert, Wilan,
Bateman, Biett, Rayer, Gibert, Baumès, Devergie, Cazenave
et Schedel, MM. Canuet, Hardy, Duchesne-Duparc, Rochard,
Bazin, Wilson, Gailleton, Diday et Doyon signalent à l'envi
l'influence des vives impressions de l'esprit comme causes
fréquentes des maladies cutanées, et cela à tous les âges de
la vie. Devergie (1) va plus loin et prétend que les enfants
sont moins sujets à subir cette influence que les personnes
plus âgées : « Si c'est, dit-il, à un âge avancé de la vie que
ces maladies s'observent, ce n'est aussi qu'à cet âge que
nous subissons réellement l'influence de cet ordre de causes;
les exemples en sont d'ailleurs journaliers. » Tout en n'ad-
mettant pas les conclusions de Devergie, ces exemples
prouvent du moins que tous les âges sont soumis à cette influence.

Pendant que les auteurs français et anglais, les premiers
surtout, attachent une certaine influence à cette étiologie,
les auteurs allemands, tels que MM. Hébra et Newmann, la
rejettent complétement : « On n'a pas non plus, dit
M. Hébra, à propos du psoriasis (2), rapporté un seul cas
dans lequel cette affection cutanée ait été occasionnée par
la joie, la peur, la colère, le malheur, le chagrin, ou autres
influences semblables. Il y a donc absence complète de
preuves en faveur de cette opinion quant à la cause du psoriasis, quoique la fausseté de cette opinion soit, sans aucun
doute, difficile à démontrer. » Parlant de l'eczéma (3), il
traite cette cause de « simple vue de l'esprit, fruit du ha-
sard ». Enfin, à propos des maladies cutanées en général,

(1) Devergie, *Traité des maladies de la peau,* 1857, page 22.
(2) Hébra, traduit par Doyon, éd. 1872, t. I, page 417.
(3) Hébra, loc. cit., t. I, p. 553.

il considère les influences morales comme des « causes vagues et dénuées de fondement sérieux ». Newmann va plus loin (1); il ne daigne même pas discuter une question pourtant depuis longtemps signalée et appuyée sur de nombreuses observations. Quant à Niemeyer (2), il ne signale cette influence qu'uniquement à propos de l'érysipèle, et surtout chez les individus qui en ont déjà été atteints.

Déjà nous étions disposé à protester contre cette erreur allemande, lorsqu'un fait observé sur nous-même et dont nous parlerons plus loin, est venu nous confirmer dans notre manière de voir, et mettre un terme à notre indécision. Dès lors, nous avons pensé qu'il n'était pas sans intérêt de réunir les faits déjà connus, d'en ajouter de nouveaux, de chercher à les interpréter avec les données physiologiques que nous possédons aujourd'hui, et d'attirer enfin, s'il y avait lieu, l'attention sur ce sujet.

Le but de ce travail est donc :

1° De rechercher si les émotions morales ont une influence bien réelle sur le développement des maladies cutanées;

2° Dans le cas où cette influence existe, de voir quel est son rôle et de quelle manière elle agit à l'égard de l'éruption cutanée.

Pendant notre passage auprès du chirurgien en chef de l'Antiquaille, M. Horand, à l'époque où il dirigeait le service des enfants, nous avons entendu professer souvent ces doctrines, soit dans ses cliniques, soit au lit du malade. De plus, notre excellent maître, à qui nous sommes heureux d'exprimer ici notre vive reconnaissance, a bien voulu contrôler nos observations, nous en donner de nouvelles, et nous guider de ses conseils. Protégé par une telle autorité, c'est donc avec confiance que nous abordons ce travail : puisse-t-il ne pas trop mal interpréter et ses leçons et sa pensée.

(1) Neumann, *text-book of skin diseases, London*, 1871.
(2) Niemeyer, *Pathologie interne*, 1869, t. II, p. 394.

En compulsant les auteurs, et en commençant par les plus anciens que nous ayons pu nous procurer, nous avons été frappé de voir quel rôle les dermatologistes ont fait jouer aux émotions morales sur le développement des maadies cutanées, aux diverses époques de la médecine. C'est ainsi qu'à propos de la lèpre vulgaire, qui n'est autre que le psoriasis, Plenck (1) s'exprime dans les termes suivants : « Terror contagium jam receptum citò et intrà unam noctem evolvit. » Cette même influence ne lui a point échappé à propos du zona, ainsi que cela ressort du passage suivant : « Post magnam iram hunc morbum vidi (2). »

Lorry, qui a écrit, à peu près à la même époque, son admirable traité des maladies cutanées, auquel on a tant emprunté, a été, lui aussi, frappé de cette influence, et il consacre à cette étiologie un paragraphe spécial qu'il intitule : « *De animi affectibus* (3). » Pour cet auteur, les affections pénibles de l'âme réagissent seules sur le tégument cutané, tandis que la joie, le plaisir, restent sans effet.

Dans un discours préliminaire, en tête de ses cliniques, Alibert (4) fait observer que l'influence des affections de l'âme sur les altérations du système général de la peau humaine est trop manifeste pour qu'on puisse le contester : « Si les animaux, dit-il, sont moins sujets que nous aux maladies cutanées, c'est qu'ils sont à l'abri d'une multitude de causes qui les produisent et les fomentent : leurs

(1) Plenck, *Doctrina de morbis cutaneis*, 1796, page 57.
(2) Plenck, loc. cit., page 22.
(3) Lorry, *Tractatus de morbis cutaneis*, 1777, page 44.
(4) Alibert, cliniques de l'hôpital Saint-Louis, page 160.

passions ne sont exposées à aucun trouble qui les exalte d'une manière continue. »

Il est moins surprenant, du reste, de trouver dans Alibert des faits qui aient trait à cette question. Ses cliniques ayant été écrites en 1810, le professeur de Saint-Louis avait eu l'occasion d'observer de nombreux cas de maladies cutanées datant des temps orageux de la Terreur. Il raconte, en effet, à ce propos, l'histoire du malheureux Letellier : Cet homme, d'un tempérament brun, d'un caractère très-susceptible, avait été valet de chambre chez un ancien membre du Parlement, qu'il affectionnait beaucoup. Passant sur le pont de la Concorde, il vit son maître que l'on traînait à la guillotine. Il en conçut une émotion tellement vive, que, la nuit suivante, il vit apparaître, sur toute la périphérie du corps, une furfuration cuticulaire (herpès furfureux volatil). Lorsque Alibert l'examina, une farine blanche couvrait le front, les tempes, les joues, le menton, le vertex, l'occiput, la partie postérieure du cou, la face externe des deux bras, la poitrine, l'abdomen, les reins et les cuisses.

Ce fait, qualifié par Alibert du nom d'herpès furfureux volatil, doit se rapporter très-probablement à l'affection décrite ces dernières années sous le nom d'herpétide exfoliatrice. Il a paru tellement remarquable aux auteurs, que nous l'avons trouvé reproduit dans presque tous ceux que nous avons consultés.

Quoique nous ne puissions citer avec autant de détails toutes les observations d'Alibert, nous analyserons néanmoins quelques-uns de ces faits si intéressants. C'est ainsi qu'il raconte l'histoire d'une marchande de fruits, qui, à la suite d'une violente querelle avec son mari, vit soudain survenir, en même temps qu'un flux hémorroïdal, un érythème confluent généralisé (1).

(1) Alibert, loc. cit.

Plus loin, il rapporte le fait de ce criminel, qui, en entendant lire sa sentence de mort, fut saisi subitement d'un érysipèle de la face, ce qui fit retarder son supplice de quarante jours (1). — Justine, blanchisseuse, enceinte, fut très-effrayée par le bruit du tonnerre : elle accoucha heureusement, mais vit survenir un impetigo aigu (mélitagre flavescénte) (2). — Un jeune homme de trente-deux ans tue en duel son ami intime : il en éprouve un violent chagrin et ressent presque aussitôt une vive douleur au côté droit; le troisième jour apparaît un zona allant de l'ombilic aux vertèbres (3). — Une femme perd son mari, et avec lui les moyens d'une existence aisée : son désespoir est immense, mais bientôt à ses souffrances morales vient se joindre un prurigo généralisé (4). — Un jeune homme, fort exalté par des regrets et des peines domestiques, vit apparaître des épinyctides nocturnes : des papules nombreuses couvraient le corps et suscitaient les plus horribles démangeaisons (5). — Une jeune personne fut subitement couverte d'une éruption papuleuse, à la suite d'une nouvelle fâcheuse, etc., etc.

Je n'insisterai pas sur les faits intéressants que renferme l'ouvrage d'Alibert, si ce n'est pour rappeler brièvement ceux qui ont trait à des anomalies de la coloration, soit des téguments, soit des cheveux.

Alibert raconte, en effet, l'histoire d'une femme accusée de crime, incarcérée et condamnée à mort. Sa peau noircit, particulièrement au cou, aux épaules, à la poitrine, et prend un aspect marbré. Elle meurt d'une entérite chronique, et, à l'autopsie, on trouve le corps muqueux, séparé

(1) Alibert, loc. cit., p. 19.
(2) Alibert, loc. cit.
(3) Alibert, loc. cit., p. 29.
(4) Alibert, loc. cit., p. 322.
(5) Alibert, loc. cit., p. 39.

du derme et de l'épiderme, brun comme celui des nègres (1).
— Le même auteur cite encore un exemple de cette pig-
mentation, à laquelle il donne le nom de panne mélanée,
chez un ancien sous-lieutenant du Hanovre, qui, après
avoir perdu son grade, après avoir été renvoyé sans pen-
sion, fut réduit à se faire commissionnaire (2). — Ces deux
faits ont été empruntés à Rostan.

Enfin, — et ce cas est tellement frappant qu'il servira
peut-être à ébranler des convictions contraires, — Alibert
parle d'un individu que trois nouvelles fâcheuses avaient
assailli dans sa vie : la première avait blanchi la moitié de
sa barbe; la seconde, les cheveux de la moitié latérale de
la tête, du même côté; la troisième avait produit le même
effet sur une touffe de poils qu'il avait sur l'épaule. Ce malade racontait à Alibert que toutes les peines qu'il éprouvait déterminaient cet accident (3).

Nous permettra-t-on de dire ici, et pour en finir avec
cette question qui nous entraînerait hors de notre sujet,
que M. Brown-Séquard a cité, dans la *Revue des Sciences
médicales*, de M. Hayem, des expériences faites sur lui-
même, et qui prouvent la possibilité qu'ont les cheveux de
blanchir en une nuit (4)?

Qu'on nous pardonne d'avoir si longuement parlé d'Alibert; mais, dans un travail de ce genre, nous devions
rendre hommage à celui qui a tant insisté sur les émotions
morales comme causes des maladies cutanées, et qui, le
premier, a cité de nombreux exemples à l'appui de cette
opinion.

Dans la traduction de Bateman, par Bertrand, de 1820,
l'influence des émotions morales est signalée à propos du

(1) Alibert, loc. cit., p. 345.
(2) Alibert, loc. cit., p. 345.
(3) Alibert, loc. cit.
(4) B. Séquard, *Revue des sciences médicales*, 1873, t. II, p. 443

lichen agrius (1), du psoriasis (2), du purpura (3), de l'érysipèle (4), de l'impetigo (5), de l'herpès zoster (6); mais
l'auteur anglais ne cite à l'appui aucun fait particulier. Il
avait eu probablement moins d'occasions d'observer cette
intéressante étiologie, ou il avait été moins frappé de son
importance.

Les faits signalés par Alibert ne paraissent pas non plus
avoir beaucoup frappé Biett, car cet auteur se borne à signaler cette influence étiologique, lorsqu'il parle de l'érysipèle (7), de l'herpès phlyctenodes (8), de l'ecthyma (9),
de l'impetigo (10), de l'acné (11), du lichen (12), du psoriasis (13), du purpura simple ou hémorrhagique (14), et on
ne trouve dans son ouvrage aucune observation ayant trait
à ce sujet.

Il n'en est pas de même de Rayer, car on lit, au com-
mencement de son ouvrage (15), les lignes suivantes : « De
nombreuses observations sur la méladermie, l'eczéma, le
zona, le pemphigus, l'érysipèle, l'urticaire, que j'ai recueillies ou fait recueillir par mes élèves, prouvent que

(1) Bateman, traduit par Bertrand, 1820, p. 39.
(2) Bateman, loc. cit., p. 68.
(3) Bateman, loc. cit., p. 151.
(4) Bateman, loc. cit., p. 174.
(5) Bateman, loc. cit., p. 195.
(6) Bateman, loc. cit., p. 282.
(7) Biett, *Abrégé pratique des maladies de la peau*, 1833, p. 22.
(8) Biett, loc. cit., p. 102.
(9) Biett, loc. cit., p. 198.
(10) Biett, loc. cit.
(11) Biett, loc. cit., p. 235.
(12) Biett, loc. cit., p. 283.
(13) Biett, loc. cit., p. 324.
(14) Biett, loc. cit., p. 482.
15) Rayer, t. I, p. 30.

l'influence du système nerveux sur le développement de ces maladies ne peut être contestée; » et pour appuyer son dire, il cite plusieurs faits très-intéressants, parmi lesquels celui du nommé Bridoux, âgé de 23 ans, cordonnier, qui, le 31 mai 1831, à la suite d'un violent accès de colère, vit le soir même apparaître sur tout le corps un érythème papuleux, confluent et hémorrhagique (1). Il raconte aussi l'histoire d'un nommé Lepommier, âgé de 47 ans, qui le 4 septembre 1829, vit survenir, le soir même d'un accès de colère, un urticaire très-abondant (2). Marie Paul, couturière, âgée de 22 ans, éprouva un violent chagrin, sous le poids duquel elle était encore plongée, lorsqu'elle fut couverte d'un pityriasis abondant généralisé qui fut suivi de mort (3). Un homme de 30 ans vit son corps se couvrir de taches blanches (leucopathie), à la suite d'une perte d'argent qui le ruinait (4). Rayer attribue même à des chagrins vifs et prolongés, une couperose survenue chez une femme de trente ans (5). Enfin, et pour bien faire ressortir toute l'influence qu'accorde cet auteur aux émotions morales, nous dirons qu'il les signale encore dans l'étiologie de l'érysipèle (6), du pemphigus (7), de l'herpès phlyctenodes (8), de l'eczéma (9), de l'impetigo, du prurigo (10), du purpura (11).

(1) Rayer, loc. cit., t. I, p. 138.
(2) Rayer, loc. cit., t. I, p. 258.
(3) Rayer, loc. cit., t. II, p. 180.
(4) Rayer, loc. cit, t. III, p. 563.
(5) Rayer, loc. cit., t. I, p. 643.
(6) Rayer, loc. cit., t. I, p. 145.
(7) Rayer, loc. cit.
(8) Rayer, loc. cit.
(9) Rayer, loc. cit., t. I, p. 401.
(10) Rayer, loc. cit., t. II, p. 91.
(11) Rayer, loc. cit., t. III, p. 523.

Depuis Alibert, nul n'avait insisté avec autant d'énergie
que Rayer sur ce mode étiologique des maladies de la peau ;
mais Gibert apparaît, et, non-seulement il atteint, mais il
dépasse même l'ancien professeur de Saint-Louis. Non con-
tent en effet de signaler, dans son traité, l'influence considérable des émotions morales, il réunit plus tard quelques
faits anciens, en ajoute de nouveaux, et fait paraître en
1852, un mémoire sur ce sujet dans la *Revue médicale,
française et étrangère* (1), le seul du reste qui ait jamais
été fait sur cette question. Je ne puis quitter cet auteur
sans signaler quelques-uns des faits si intéressants qu'il
rapporte, et, pour cela, je suivrai l'ordre dans lequel il les
raconte.

C'est ainsi qu'il fait le récit d'une affection dartreuse,
brusquement survenue chez une femme qui venait de perdre
son enfant qu'elle nourrissait (2); d'un pityriasis général des
plus intenses qui se montra chez un vieillard par suite du
saisissement que lui causa la mort subite et imprévue de
sa femme (3); d'un pityriasis rubra généralisé, survenu
chez une femme nerveuse, terrorisée par les événements
de juillet 1830 : il durait depuis dix ans, lorsque l'observa
Gibert (4).

Abordant l'histoire de l'urticaire, Gibert parle d'une
jeune mariée, qui, importunée dans un salon par les quo-
libets maladroits d'un sot, fut couverte de cette éruption
sur le cou, les épaules, la poitrine, et dut quitter le bal (5).
Un urticaire survint aussi rapidement chez une femme qui

(1) Gibert, *Revue médicale française et étrangère*, 16 juin 1852, t. I,
p. 641.

(2) Gibert, *Traité pratique des maladies de la peau et de la syphilis*,
t. I, p. 31.

(3) Gibert, loc. cit., t. I, p. 31.

(4) Gibert, loc. cit., t. I, p. 32.

(5) Gibert, loc. cit., t. I, p. 104.

recevait une nouvelle fâcheuse et imprévue (1). Anne Brun-
domy, âgée de 57 ans, perd son époux, en ressent un violent chagrin, et est spontanément couverte d'un pemphigus
généralisé, qui plus tard fut suivi de mort (2). En 1819,
Gibert observa une femme qui avait eu plusieurs récidives
d'herpès phlyctenodes : sa première éruption avait vu le
jour à la suite de frayeurs vives éprouvées en 1814, lors de
l'invasion de la France par les troupes étrangères (3). Une
eune dame très-belle et d'une peau très-branche, voyait se
développer à la surface des seins et de l'abdomen de petites
taches isolées, circonscrites et du diamètre d'une pièce de
dix sous, toutes les fois qu'elle éprouvait la moindre contrariété (4).

Quant au mémoire qu'a fait paraître Gibert, en 1852,
nous pensons que le meilleur moyen de l'analyser, est de
raconter brièvement les deux observations qu'il renferme.
Elles ont trait toutes deux à un impetigo aigu généralisé.

Anne-Marie Collin, blanchisseuse, âgée de 71 ans, entre
le 4 février 1852, à l'hôpital Saint-Louis, salle Saint-Jean,
n° 35. Cette femme n'avait jamais eu de gourmes dans sa
jeunesse, ni de maladie de la peau : elle avait été mère de
deux enfants.

Le 25 janvier précédent, son fils qui demeurait avec elle,
étant resté un jour et une nuit sans rentrer à la maison,
elle en fut vivement affectée, et eut un tremblement nerveux qui dura plusieurs heures. Le lendemain, il survint
un peu de fièvre, et l'éruption parut à la face d'abord, puis
aux mains, aux bras, aux jambes et sur le devant de la poi-

---

(1) Gibert, loc. cit., t. I, p. 104.
(2) Gibert, loc. cit., t. I, p. 153.
(3) Gibert, loc. cit., t. I, p. 213.
(4) Gibert, loc. cit., t. I, p. 399.

trine. Elle sortit guérie de son impetigo, au bout de six semaines de séjour à l'hôpital (1).

Caroline-Louise Catelin, reperceuse, âgée de 54 ans, entre à l'hôpital Saint-Louis, le 7 février 1852, salle Saint-Jean, n° 26.

Cette malade, sujette à des gourmes dans son enfance, à eu trois enfants bien portants. La ménopause a eu lieu à 51 ans.

Elle a eu fréquemment, depuis l'âge de 40 ans, des névralgies qui reparaissent infailliblement sous l'influence d'une vive émotion.

Lors des événements de décembre 1851, cette femme ressentit une émotion si violente, qu'elle annonça le retour d'une de ses névralgies. Le 12 décembre, au lieu de cette névralgie, apparut dans la région dorsale un impetigo limité qui se généralisa le 18 du même mois. Enfin, une troisième poussée eut lieu, huit jours avant son entrée à l'hôpital. Elle était à peu près guérie, lorsqu'une récidive inflammatoire eut lieu : elle sortit enfin, tout à fait rétablie, au bout de trois mois et demi de séjour à Saint-Louis (2).

Je ne quitterai pas Gibert, sans rappeler qu'il a signalé encore l'influence des émotions morales, à propos de la roséole (3), du zona (4), de l'eczema (5), de l'ecthyma (6), de l'acné (7), du prurigo (8), et du psoriasis (9).

(1) *Revue médicale française et étrangère*, 1852, t. I, p. 641.
(2) *Revue médicale*, 1852, loc. cit.
(3) Gibert, *Traité pratique*, loc. cit., t. I, p. 117.
(4) Gibert, loc. cit., t. I, p. 210.
(5) Gibert, loc. cit., t. I, p. 230.
(6) Gibert, loc. cit., t. I, p. 256.
(7) Gibert, loc. cit., t. I, p. 269 et 283.
(8) Gibert, loc. cit., t. I, p. 360.
(9) Gibert, loc. cit., t. I, p. 422.

L'influence des émotions morales n'a pas non plus échappé à Baumès : « Il y a, dit-il, des individus dont la peau est tellement susceptible, qu'elle se couvre d'éruptions de différentes formes, ou brusquement, comme après une subite et forte émotion morale, ou plus ou moins lentement, comme après des chagrins domestiques incessants, par exemple, et bien d'autres causes (1). » Entre autres faits curieux, le chirurgien de l'Antiquaille raconte les faits suivants :

Le général Dr..., habitant à Lyon, ayant voulu se faire traiter par un sorcier pour une paralysie, celui-ci, placé avec son client dans une chambre obscure, alluma des flambeaux, et fit des grimaces si hideuses, que l'esprit déjà affaibli du général en fut vivement affecté. Le lendemain, apparut un pemphigus aigu qui fut suivi de mort (2).

Un lichen survint brusquement chez T..., maçon, âgé de 28 ans, à la suite d'une violente frayeur éprouvée alors qu'il était soldat en Afrique (3). Mme V..., couturière, âgée de 25 ans, étant tombée accidentellement dans le Rhône jusqu'aux genoux, ressentit une vive émotion : trois ou quatre jours après, en même temps que ses flueurs blanches se supprimaient, elle vit apparaître un psoriasis généralisé (4). Cette même maladie cutanée se développa chez un tonnelier, R..., âgé de 25 ans, à la suite de violents chagrins domestiques (5).

Baumès aborde aussi la question de canitie, et parle, soit d'un supplicié, soit d'un jeune marin effrayé par un

(1) Baumès, *Précis théorique et pratique des maladies de la peau*, 1842, t. I, p. 111.

(2) Baumès, loc. cit., t. I, p. 388.

(3) Baumès, loc. cit., t. I, p. 539.

(4) Baumès, loc. cit., t. II, p. 74.

(5) Baumès, loc. cit., t. II, p. 77.

danger, soit enfin d'un époux qui perd sa femme : tous virent en une nuit blanchir leurs cheveux (1).

On trouve dans les annales de Cazenave, si riches en faits de toute nature, les observations qui suivent :

G..., tôlier, âgé de 21 ans, entre à Saint-Louis, le 29 juin 1843, pour un psoriasis généralisé, survenu quinze jours après une peur très-vive (2).

Geneviève P..., âgée de 17 ans, domestique, entre à Saint-Louis, le 11 février 1844. Elle a eu de l'impetigo dans son enfance : ses parents n'ont jamais eu de maladie cutanée.

Il y a quelques jours, cette jeune fille, après une contrariété vive et même un violent mouvement de colère, a vu survenir à l'avant-bras droit des plaques érythémateuses irrégulières (herpès circinatus et iris) (3).

Antoinette A..., âgée de 17 ans, entre à Saint-Louis, le 2 mai 1844. Pas d'antécédents héréditaires. Réglée à 15 ans, elle a depuis deux ans des céphalalgies fréquentes.

Un mois avant son entrée, un jardinier ayant voulu lui jeter un crapaud à la figure, elle éprouva une très-vive émotion. Immédiatement survint une céphalalgie très-intense, et le surlendemain apparut au menton une poussée d'impetigo. Huit jours après, une nouvelle poussée eut lieu et gagna les joues. Elle sort guérie, le 24 mai de la même année (4).

Cazenave fait suivre cette observation des réflexions suivantes : « Il est bien évident que l'émotion morale n'a agi que comme cause occasionnelle, comme moyen de perturbation. »

(1) Baumès, loc. cit., t. II.

(2) *Annales des maladies de la peau et de la syphilis*, A. Cazenave, 1844, vol. I, p. 52.

(3) *Annales id.*, loc. cit., p. 244.

(4) *Annales id.*, loc. cit., p. 367.

Dans les annales de 1851, nous trouvons le fait qui suit :

Marie M..., âgée de 56 ans, est entrée à Saint-Louis, le 6 août 1850. Il y a quelques mois, à la suite d'une vive frayeur, ses règles se supprimèrent et firent place à un érysipèle de la face, qui récidivait chaque mois à l'époque menstruelle. Enfin, survint un pemphigus pour lequel elle a dû se faire admettre à l'hôpital : elle est sortie guérie quelque temps après (1).

Ce même auteur, parlant de la canitie, cite le fait d'un seigneur espagnol, qui, condamné à mort, pour avoir eu des rapports par trop intimes avec une dame de la cour, dans le jardin même du roi, vit tous ses cheveux blanchir en une nuit. Le même accident arriva à Saint-Vallier, en apprenant que sa fille était la maîtresse du roi (2).

Dans leur intéressant ouvrage sur les maladies de la peau, Cazenave et Schedel s'expriment de la façon suivante : « De vives émotions de l'âme, et en particulier de vifs chagrins, exercent aussi une influence remarquable sur la production de ces maladies. Tous ceux qui ont suivi la clinique de Biett, ont pu en entendre citer plusieurs exemples, et, entre autres le fait remarquable d'une jeune personne, chez laquelle il s'est développé, du soir au matin, et sous l'influence directe d'une nouvelle triste et fâcheuse, un lichen agrius des plus graves (3). »

Parlant ensuite de l'érysipèle (4), de l'urticaire (5), de l'herpès phlyctenodes (6), de l'ecthyma (7), de l'impe-

---

(1) *Annales id.*, 1851-1852, loc. cit., p. 143.
(2) Cazenave, *Traité des maladies du cuir chevelu*, 1850, p. 292.
(3) Cazenave et Schedel, 1847, p. 39.
(4) Cazenave et Schedel, loc. cit., p. 79.
(5) Cazenave et Schedel, loc. cit., p. 109.
(6) Cazenave et Schedel, loc. cit., p. 157.
(7) Cazenave et Schedel, loc. cit., p. 273.

tigo (1), du prurigo (2), du psoriasis (3), du purpura (4), ils signalent comme très-importante, l'influence des émotions morales sur le développement de toutes ces maladies cutanées.

En 1855, le docteur Canuet fait paraître une thèse (5) dans laquelle il considère le lichen et le prurigo comme des névroses qui peuvent exister même sans éruption : nous reviendrons du reste sur ce travail. Ces deux maladies, dit-il, sont fréquemment le résultat d'une cause morale, et, ponr le prouver, il cite plusieurs observations, parmi lesquelles celle du nommé D..., tailleur de pierres, âgé de 20 ans, d'une bonne constitution, mais d'un caractère impressionnable, qui vit apparaître, à la suite de vives contrariétés causées par des affaires d'intérêts, un prurit généralisé insupportable. Quinze jours après, un lichen apparaissait aux épaules, puis aux bras. Il fut guéri après un mois et demi de traitement.

Le nommé T..., journalier, âgé de 31 ans, d'une bonne constitution, mais d'nn caractère très-irritable, fut trèsaffecté par les derniers événements politiques, et devint plus irascible que jamais. Après des séries de contrariétés très-vives, des disputes violentes avec sa mère, il vit survenir, au bout de cinq à six jours, un prurit occupant le dos et le cuir chevelu, accompagné de papules nombreuses. Sa guérison fut complète au bout de quinze jours.

Jeanne V..., âgée de 52 ans, n'a jamais eu d'hystérie ni d'épilepsie. En février 1848, elle était en pleine période

(1) Cazenave et Schedel, loc. cit., p. 284.
(2) Cazenave et Schedel, loc. cit., p. 351.
(3) Cazenave et Schedel, loc. cit., p. 378.
(4) Cazenave et Schedel, loc. cit., p. 581.
(5) Canuet, *De l'influence du système nerveux sur les maladies cutanées*, Paris, 1855.

1876. — Meyer.   2

menstruelle, lorsqu'apprenant que la République était pro-
clamée à Lyon, elle eut une vive frayeur. Ses règles se
supprimèrent, la peau devint d'une sensibilité exquise, et
fut bientôt le siége d'un prurit insupportable. Rentrée
l'hôpital Saint-Louis, elle en sortit deux jours après, pour
s'être violemment disputée avec une de ses voisines.

L..., porteur à la Halle, âgé de 40 ans, et d'une robuste
constitution, étant en état d'ivresse, eut une dispute très-
violente. Dans la nuit qui suivit, des démangeaisons se
firent sentir sur le visage entier, qui le lendemain était
couvert de papules ulcérées par le grattage. Il fut guéri au
bout de quinze jours.

Le docteur Canuet raconte encore le fait du nommé R...,
âgé de 16 ans, qui vit survenir, vingt-quatre heures après
une dispute suivie de coups, un prurigo généralisé, et qui,
entré à l'hôpital, dut être renvoyé au bout de huit jours
pour insubordination.

Ce même auteur parle aussi d'une jeune couturière, Julie
H..., qui, terrorisée par les événements politiques de décembre 1851, prit une syncope en voyant son amant la quitter
pour aller se battre. Lorsqu'elle reprit ses sens, un prurit
incommode se faisait sentir sur plusieurs parties de son
corps : peu après, survint un lichen agrius.

Enfin, outre ces affections papuleuses, l'auteur de cette
intéressante monographie cite deux cas de zona, survenus
l'un chez le nommé B..., tourneur, âgé de 44 ans, et qui,
quelques jours après de violents chagrins de famille,
voyait survenir cette éruption dans le plan latéral gauche
du tronc, de la colonne vertébrale au pli de l'aine, l'autre
chez la femme Louise L.. , âgée de 68 ans, qui, sous le coup
de chagrins que lui causaient ses enfants, ressentit une
douleur vague, contusive dans le flanc droit. Peu de jours
après, l'éruption apparaissait à ce niveau. Ces deux ma-

lades furent guéris au bout d'un mois de traitement à l'hôpital Saint-Louis.

L'influence des émotions morales ne pouvait échapper à
Devergie : nous lisons, en effet, dans son intéressant traité,
les lignes suivantes : « Il est un ordre spécial de causes qui
influent singulièrement sur le développement de quelques
maladies cutanées, je veux parler des causes morales, et en
particulier, des chagrins de tout genre : le pemphigus diutinus, le rupia, l'ecthyma cachecticum, le purpura, le scor-
but, les furoncles, sont autant d'affections qui reconnaissent
pour causes prédisposantes les peines morales. Si c'est à un
âge avancé de la vie que ces maladies s'observent, ce n'est
aussi qu'à cet âge que nous subissons réellement l'influence
de cet ordre de causes : les exemples en sont d'ailleurs journaliers. Leur action est d'autant plus grande, qu'en suppri
mant l'appétit, elles amènent la cachexie. Mais les émotions vives, comme la colère, la frayeur, développent
rapidement les maladies à forme éruptive, ainsi qu'elle
développent la jaunisse. C'est ainsi qu'un psoriasis herpé-
tiforme général survint tout à coup chez un manufacturier,
après un grave accident arrivé dans ses usines : la chau-
dière de la machine à vapeur ayant éclaté, sept ouvriers
avaient succombé à la suite de leurs brûlures (1). » Devergie rapporte aussi à propos du purpura, l'histoire d'une
dame qui, facilement impressionnable, ne pouvait entrer
dans un salon, sans être couverte de cette éruption de la
tête aux pieds (2). Il nous parle également d'une demoiselle
de 45 ans, jouissant d'une bonne santé, qui, à la suite d'un
violent accès de colère, vit, quelques jours après, apparaître
un pemphigus diutinus hémorrhagique (3). Outre ces di-

(1) Devergie, *Traité des maladies de la peau*, 1857, p. 22.
(2) Devergie, loc. cit., p. 225.
(3) Devergie, loc. cit., p. 306.

vers cas, cet auteur signale encore le prurigo comme produit par ce même ordre de causes (1).

Après Devergie, nous citerons, par ordre de dates, M. le professeur Hardy, dont les leçons ont eu un succès si justement mérité ; or, nous avons été frappé de voir que lui aussi a attribué à cette étiologie une très grande importance. M. Hardy, en effet, tout en ne prêtant aux émotions morales qu'une action provocatrice qui met en évidence une diathèse, signale néanmoins leur influence à propos de l'eczèma (2), du lichen (3), du psoriasis (4), du pityriasis (5), et des diverses formes d'érythèmes, papuleux (6), noueux (7), scarlatineux (8). Il dit, à propos de l'urticaire : « Une fois produite, la maladie revient avec la plus grande facilité, par le même concours de circonstances (9). » M. Hardy cite le fait intéressant qui suit : un étudiant qui suivait un de ses cours sur l'urticaire fut tellement frappé de la description de cette maladie, qu'il en fut atteint subitement, et put, à la fin de la clinique, montrer à ce professeur l'éruption qui couvrait les bras et les mains. Le zona (10), le prurigo (11), le pemphigus (12) sont aussi signalés par

(1) Devergie, loc. cit., p. 412.

(2) Hardy, *Leçons sur les maladies dartreuses*, rédigées par Moysant, Paris, 1868, p. 124.

(3) Hardy, loc. cit., p. 162.

(4) Hardy, loc. cit , p. 185.

(5) Hardy, loc. cit., p. 208.

(6) Hardy, *Leçons sur les maladies dartreuses*, rédigées par Garnier Paris, 1863, p. 30.

(7) Hardy, loc. cit., p. 32.

(8) Hardy, loc. cit., p. 34.

(9) Hardy, loc. cit., p. 47.

(10) Hardy, loc. cit., p. 71.

(11) Hardy, loc. cit., p. 91.

(12) Hardy, loc. cit., p. 140.

M. Hardy, comme se rattachant à cette étiologie, mais cette dernière affection pourtant, moins que les autres.

Dans son ouvrage paru en 1862, M. Duchesne-Duparc dit que « toutes les causes capables de modifier l'innervation, comme les chagrins profonds, les émotions morales vives et répétées, les travaux trop assidus du cabinet, les veilles trop prolongées, peuvent contribuer au développement d'un certain nombre de maladies cutanées. » Aussi signale-t-il cette influence, lorsqu'il parle de l'érythème (1), de l'érysi pèle (2), du pemphigus (3), de l'ecthyma (4), de l'urticaire (5), de la roséole (6), de l'herpès (7), de l'eczéma (8), de l'acné, de la couperose (9), du prurigo (10). Enfin, il va jusqu'à parler de la pellagre, du lentigo, de l'albinisme.

« Les veilles prolongées, dit M. Rochard, les insomnies, les vives émotions morales telles que la colère, la frayeur, mais principalement les chagrins, peuvent produire ces maladies (11). » Plus loin, en effet, il signale l'importance qu'ont ces diverses causes pour produire l'eczéma (12), le

(1) Duchesne-Duparc, *Traité pratique des dermatoses*, Paris, 1862, p. 2.

(2) Duchesne-Duparc, loc. cit., p. 9.

(3) Duchesne-Duparc, loc. cit., p. 19.

(4) Duchesne-Duparc, loc. cit., p. 25.

(5) Duchesne-Duparc, loc. cit., p. 29.

(6) Duchesne-Duparc, loc. cit., p. 97.

(7) Duchesne-Duparc, loc. cit., p. 173.

(8) Duchesne-Duparc, loc. cit., p. 189.

(9) Duchesne-Duparc, loc. cit., p. 206.

(10) Duchesne-Duparc, loc. cit., p. 241.

(11) Rochard, *Traité des maladies de la peau*, Paris, 1853, p. 120.

(12) Rochard, loc. cit., p. 185.

psoriasis (1), le pityriasis (2), le lichen (3), le prurigo (4), l'impetigo (5), et l'acné (6).

Cet auteur raconte l'histoire d'une dame, Mme L..., âgée de 28 ans, qui jouissait d'une bonne santé, lorsqu'à la suite d'un chagrin subit et violent, elle fut atteinte d'une perte abondante qui l'anémia profondément, et vit enfin apparaître à l'aisselle droite un eczéma qui envahit d'emblée le sein, le cou et l'oreille du même côté.

Cette cause n'a pas non plus échappé à Wilson, qui, dans son important traité, nous fait voir combien grande est cette influence sur la production de l'érysipèle (7). Parlant de l'urticaire, il insiste, comme M. le professeur Hardy, sur la facilité avec laquelle ces éruptions viennent et disparaissent : « Chez une dame confiée à mes soins, dit-il, et qui était couverte d'urticaire, j'engageai intentionnellement la conversation sur des sujets indifférents, et je vis sous mes yeux disparaître cette éruption. Une parole, un regard, la plus légère excitation faisaient apparaître sur le champ une éruption abondante (8). » Le lichen (9), le prurigo (10), l'eczéma (11), l'impetigo (12), l'ecthyma (13), l'her-

(1) Rochard, loc. cit., p. 204.
(2) Rochard, loc. cit., p. 214.
(3) Rochard, loc. cit., p. 234.
(4) Rochard, loc. cit., p. 245.
(5) Rochard, loc. cit., p. 267.
(6) Rochard, loc. cit., p. 340.
(7) Erasmus Wilson, London, 1857. *On diseases of the skin*, p. 111.
(8) Wilson, loc. cit., p. 133.
(9) Wilson, loc. cit., p. 149.
(10) Wilson, loc. cit., p. 159.
(11) Wilson, loc. cit., p. 188.
(12) Wilson, loc. cit., p. 202.
(13) Wilson, loc. cit., p. 207.

pès (1), le pemphigus (2), le purpura (3), la lèpre vulgaire ou psoriasis (4), les furoncles (5) enfin, sont attribués par cet auteur, dans des cas fréquents aux émotions morales.

Ce n'est pas sans un vif intérêt, qu'en parcourant les ouvrages de M. Bazin, nons avons vu cette étiologie signalée à propos de l'urticaire (6), de la roséole (7), du pemphigus aigu (8), de l'herpès phlycténoîde (9), du zona herpétique (10), du pityriasis herpétique (11). Nous eussions été surpris, si une telle autorité avait combattu ces idées ou ne les avait pas signalées.

Mais les dermatologistes ne sont pas les seuls à avoir observé ce mode étiologique des affections cutanées. Trousseau, parlant du zona, dit qu'il est souvent déterminé par des émotions morales (12).

Grisolle admet aussi comme très-fondée cette cause, lorsqu'il fait l'histoire de l'urticaire (13), du purpura (14), de la roséole (15), du zona (16), de l'eczéma (17), de l'acné (18) et de l'impetigo (19).

(1) Wilson, loc. cit., p. 220.
(2) Wilson, loc. cit., p. 229.
(3) Wilson, loc. cit., p. 253.
(4) Wilson, loc. cit., p. 307.
(5) Wilson, loc. cit., p. 239.
(6) Bazin, *Leçons théoriques et cliniques sur les affections génériques de la peau*, rédigées et publiées par Guérard, Paris, 1865.
(7) Bazin, loc. cit., t. I, p. 82.
(8) Bazin, loc. cit., t. I.
(9) Bazin, loc. cit., t. I, p. 123.
(10) Bazin, loc. cit., t. I.
(11) Bazin, loc. cit., t. I, p. 367.
(12) Trousseau, *Clinique médicale de l'Hôtel-Dieu*, t. I, p. 269.
(13) Grisolle, *Pathologie interne*, t. I, p. 634.
(14) Grisolle, loc. cit., t. II, p. 773.
(15) Grisolle, loc. cit., t. I, p. 632.
(16) Grisolle, loc. cit., t. I, p. 655.
(17) Grisolle, loc. cit., t. I, p. 662.
(18) Grisolle, loc. cit., t. I, p. 672.
(19) Grisolle, loc. cit., t. I, p. 680.

L'école lyonnaise enfin a fait paraître récemment deux ouvrages, l'un de M. Gailleton, l'autre de MM. Diday et Doyon, dans lesquels on trouve signalées comme fréquentes ces causes des maladies cutanées. On lit en effet, dans le Traité des maladies de la peau de M. Gailleton, la phrase suivante : « L'action puissante des passions de l'âme est indéniable. J'ai vu deux fois le vitiligo de la tête et la chute des cheveux survenir après des émotions morales vives (1). » Plus loin, ce maître dont je m'honore d'avoir été l'interne, fait observer que dans les cas qui ont été publiés, on a noté le plus souvent des éruptions sèches, psoriasis et pityriasis, prurigo et lichen.

MM. Diday et Doyon, accordent une large part aux influences morales, comme pouvant produire des affections cutanées, et les signalent tour à tour aux articles eczéma (2), impetigo (3), ecthyma (4) pemphigus (5), lichen (6), prurigo (7), pityriasis (8), et psoriasis (9).

Dans un remarquable article sur la canitie, après avoir cité les faits classiques du moine Ubipertus, de Thomas Moore, de Marie-Antoinette, ils racontent l'histoire d'un nègre qui, surpris par un aigle dont il enlevait la progéniture, vit ses cheveux blanchir subitement.

En terminant cette longue énumération, qu'il nous soit permis d'exprimer notre étonnement de n'avoir pas trouvé

(1) Gailleton, *Traité des maladies de la peau*, 1874, p. 44.
(2) Diday et Doyon, *Thérapeutique des maladies vénériennes et cutanées*, 1876, p. 455.
(3) Diday et Doyon, loc. cit., p. 527.
(4) Diday et Doyon, loc. cit., p. 540.
(5) Diday et Doyon, loc. cit., p. 561.
(6) Diday et Doyon, loc. cit., p. 578.
(7) Diday et Doyon, loc. cit., p. 592.
(8) Diday et Doyon, loc. cit., p. 667.
(9) Diday et Doyon, loc. cit., p. 677.

dans le récent ouvrage de M. Guibout un seul mot ayant trait à cette question (1).

En résumé, il ressort nettement pour la plupart des auteurs que les émotions morales jouent un rôle important au point de vue du développement des maladies cutanées. Nous avons même vu que toutes les affections pouvaient subir cette influence, qu'elles soient papuleuses ou vésiculeuses, qu'elles soient sèches ou humides, mais cependant que les affections sèches étaient de beaucoup les plus fréquentes à la suite d'une semblable étiologie.

Il en est une cependant que nous n'avons pas signalée, parce que nous la considérons avec les auteurs modernes comme un vice de conformation, et non point comme une maladie, c'est l'ichthyose. Cependant, nous devons dire que plusieurs auteurs, entre autres Biett (2), Cazenave et Schedel (3), en font une maladie qui peut se développer chez l'enfant à la suite d'une émotion morale ressentie par la mère : quelques-uns même, parmi lesquels Biett, Baumès (4), vont jusqu'à la rattacher à cette étiologie, à l'exemple des autres maladies cutanées.

Enfin, avant de terminer cet article, nous dirons un mot de la folie. Quoiqu'il n'y ait que de faibles rapports entre ce sujet et le nôtre, quoique dans ce cas il y ait lésion cérébrale, ce qui n'existe pas dans la simple émotion morale, quoique la cause soit continue dans le premier cas, passagère dans le second, quoique la pathogénie de ces affections cutanées soit bien différente, nous rappellerons pourtant que plusieurs auteurs ont signalé les maladies de la peau qui surviennent chez les fous. Pour ne parler que des au-

---

(1) Guibout, *Cliniques de l'hôpital Saint-Louis*, Paris, 1876.
(2) Biett, loc. cit., p. 343.
(3) Cazenave et Schedel, loc. cit., p. 394.
(4) Baumès, loc. cit., t. II, p. 90.

teurs récents, nous dirons que le docteur Gailleton en parle dans son traité, que le docteur Arthaud, qui, depuis tant d'années, soigne les aliénés de l'Antiquaille, fait ressortir, lui aussi, la fréquence de ces éruptions chez ce genre de malades. Nous croyons ne pouvoir mieux résumer ce qui a été dit à ce sujet qu'en citant la courte analyse du travail du docteur A. Fèvre, qui a paru dans la *Revue des sciences médicales* (1), et qui est tirée des *Annales médico-psychologiques*, janvier et mars 1876. Ce mémoire a pour titre : « *Des altérations du système cutané dans la folie.* » Nous citons textuellement : « Chez les aliénés, la peau peut être sujette à des anomalies physiques de toutes espèces, et ces altérations se manifestent aux yeux sous les formes les plus diverses : macules, rugosités, tumeurs, exfoliation, desquamation, plicatures, fissures, extravasations, atrophie, hypertrophie.

« L'impetigo et l'eczéma pullulent chez les aliénés, ainsi que l'acné et le furoncle : le pityriasis est aussi très-fréquent, de même que l'herpès. Le psoriasis, le pemphigus, l'ecthyma, les plaques érythémateuses, l'érysipèle s'observent souvent aussi. »

Après avoir parlé des troubles fréquents de la sensibilité, de la sécrétion sudorale, le docteur Fèvre dit qu'il « n'admet pas que la folie soit consécutive aux altérations cutanées » ; il croit que chez les aliénés les affections cutanées n'apparaissent, en thèse générale, qu'après l'existence des lésions du système nerveux.

Il admet aussi que les altérations de la peau suivent, en général, les phases de l'aliénation mentale, et avance que la nature et la marche de ces altérations peuvent au besoin servir de points de repère pour le diagnostic et le pronostic de l'affection mentale.

1) *Revue des sciences médicales*, 1876, t. VIII, p. 297.

« Si la maladie mentale ne guérit pas, l'affection cutanée, en bon satellite, suit la même marche, passe à l'état
chronique, et il est bien difficile de la faire disparaître.
Dans certains cas, lorsqu'on voit guérir des manifestations
cutanées, on peut croire à la guérison prochaine de l'aliénation mentale. »

Le docteur Fèvre est porté à considérer ces altérations
cutanées comme des troubles trophiques subordonnés aux
modifications de l'axe cérébro-spinal, et, en ce qui con-
cerne la folie, nous sommes tout à fait de son avis, comme
on le verra plus loin.

II

D'après l'historique, nous avons vu quelle importance les auteurs attachent à l'influence des émotions morales sur le développement des affections cutanées. A notre tour, nous signalerons une série d'observations qui montreront une fois de plus le rôle que jouent les émotions à l'égard de ces affections. Ces différents faits ont trait à des maladies cutanées variées; parmi elles, le psoriasis figure un plus grand nombre de fois; c'est donc avec raison qu'en parlant de cette affection cutanée, M. Hardy traite les émotions morales de causes occasionnelles puissantes (1). Néanmoins, nous en avons observé appartenant à d'autres genres, tels que le pityriasis, l'eczéma, le purpura, l'érythème, le zona.

Ce sont les faits suivants, dont vingt-cinq ont été recueillis dans le service des enfants de l'Antiquaille, confiés à M. Horand, et c'est pendant notre stage dans ce service qu'il nous a été donné de les étudier. Un autre a été pris à sa consultation gratuite dans le même hôpital. Enfin, le chirurgien en chef de l'Antiquaille nous a donné encore quatre autres observations, recueillies par lui dans sa clientèle.

I. Joséphine Th., âgée de 12 ans, entre à l'Antiquaille, le 24 avril 1868, pour un psoriasis généralisé guttata sur le tronc, et diffusa aux coudes et aux genoux. Aucune personne de sa famille n'est atteinte de cette affection, dont le début remonte à un an, et qui survint deux mois après une chute qu'elle fit dans une pièce d'eau, en se lavant les pieds. Cette pièce d'eau était assez profonde pour qu'elle fût submergée et qu'on fût obligé de l'en retirer. Pendant son séjour à l'Antiquaille, elle contracte un herpès tonsurant, de telle sorte qu'elle

(1) Hardy, *Leçons sur les maladies dartreuses*, rédigées par Moysant, Paris, 1868, p. 44.

ne quitte cet hospice qu'au mois de janvier 1872 : mais déjà elle était guérie depuis un certain temps de son psoriasis.

II. André P., âgé de 18 ans, piéton du télégraphe, entre à l'Antiquaille le 2 juin 1870, pour un psoriasis punctata généralisé, dont le début remonte à trois semaines. Ses parents sont tout à fait indemnes d'éruptions dartreuses, et l'affection dont il est porteur est survenue dans les conditions suivantes : Un soir, il va porter une dépêche dans une usine ; mais, au moment où il entre, deux chiens se jettent sur lui, déchirent ses vêtements, le terrassent et le mordent. Effrayé, ce jeune homme crie, perd connaissance, si bien qu'on est obligé de le porter chez un pharmacien. Cette frayeur n'eut aucune conséquence immédiate, les morsures peu profondes se cicatrisèrent, mais trois semaines après, le psoriasis pour lequel il entre à l'hospice se déclara. Ce malade quitte l'Antiquaille le 25 juillet 1870, à peu près complétement guéri, et la guérison s'est maintenue, car ce jeune homme a été revu à plusieurs reprises différentes.

III. Alphonsine G.., âgée de 10 ans, entre à l'Antiquaille le 18 juin 1870, pour un psoriasis dont le début remonte au mois de septembre 1869, et survenu peu de temps après une émotion qu'elle éprouva, en voyant un veau confié à sa garde, et qui s'était précipité dans une rivière où il faillit se noyer. Elle sort non guérie, réclamée par ses parents, le 20 août 1870.

IV. Joseph D.., âgé de 12 ans, entre à l'Antiquaille le 3 novembre 1871, pour un psoriasis guttata et punctata, dont le début remonte au mois de septembre dernier, et qui survint trois jours après une dispute qu'il eut avec ses camarades, et dans laquelle il fut roué de coups. Ses parents d'ailleurs n'ont jamais présenté d'affection semblable. Il sort réclamé par ses parents, le 11 mai 1872, présentant encore quelques papules. Revu en 1874, pour une pleuro-pneumonie droite, il ne présentait plus aucune trace de psoriasis. Le 23 septembre 1875, il tombe en portant des seaux remplis d'eau bouillante : dans cette chute, il se brûle la figure et l'avant-bras. Toutefois, la brûlure est légère, et au mois de janvier 1876, on ne trouve plus aucune trace de son existence. Mais, à ce moment, on constate la présence de quelques papules de psoriasis qui se sont développées depuis l'accident, sur la joue, l'aile du nez et le tronc.

V. Jean-Baptiste L.., âgé de 17 ans, entre à l'Antiquaille le 5 décembre 1871, pour un psoriasis généralisé affectant les formes nummularia et guttata. Il n'accuse aucun antécédent héréditaire, et il raconte que ce psoriasis apparut il y a deux ans, quinze jours après le chagrin que lui occasionna la mort de son père. Il quitta l'hospice de l'Antiquaille le 24 février 1872, complétement guéri.

VI. Colette Q.., âgée de six ans, entre à l'Antiquaille le 17 janvier 1872, pour un psoriasis nummularia sur le tronc et les membres, et guttata sur les joues. Les parents, du reste, indemnes de toute maladie cutanée, racontent que cette affection est survenue il y a trois ans, trois mois après une vive frayeur. Un bœuf, qu'on allait abattre, s'échappant des mains du boucher, s'engagea dans le corridor de leur habitation en frappant vivement contre le briquetage : l'enfant épouvanté, craignait que l'animal furieux n'enfonçât la porte de l'appartement où elle était. Elle sort guérie, le 10 mai 1872.

VII. Marie Ch..., âgée de 25 ans, entre à l'Antiquaille le 12 février 1872, pour un psoriasis punctata généralisé. Le début de cette affection remonte à quinze jours, et semble devoir se rattacher au chagrin qu'éprouva cette jeune fille en quittant sa maîtresse avec laquelle elle habitait depuis de nombreuses années. Du reste, on ne trouve chez les parents aucune affection semblable. La guérison est complète, le jour de sa sortie, le 19 avril 1872.

VIII. Claudine R..., âgée de 16 ans, entre à l'Antiquaille le 28 février 1872, pour un psoriasis guttata généralisé, dont le développement ne se rattache point à l'hérédité, mais bien à une violente émotion morale. Elle raconte en effet qu'il y a trois mois, elle fut poursuivie un soir par des hommes auxquels elle échappa avec peine. Dès le lendemain, elle fut prise de troubles digestifs et de malaise, et au bout de huit jours, son psoriasis apparut. Au moment de sa sortie, le 25 mai 1872, elle est guérie.

IX. Joseph R..., âgé de 11 ans, entre à l'Antiquaille, le 21 mai 1872, pour un psoriasis généralisé revêtant la forme guttata. On ne trouve rien du côté de l'hérédité, et l'affection cutanée qui date de six mois, s'est développée huit jours après la frayeur éprouvée un soir où il s'était égaré à neuf heures dans l'immense parc de la Tête-d'Or, complétement désert à cette heure-là. Il sort le 12 octobre 1872, la guérison est complète. Mais, la récidive ne se fait pas longtemps attendre, et le malade rentre, le 12 décembre 1872, pour la même affection. Pendant ce séjour, il contracte une pneumonie avec albuminurie, dont la guérison fut assez rapide. Toutefois, le psoriasis qui semblait guéri au moment où se développa l'affection pulmonaire, se développa de nouveau après la guérison, et, lorsque le malade sortit, réclamé par ses parents, le 5 juillet 1873, l'affection cutanée persistait encore.

X. Sylvain F..., âgé de 13 ans, entre à l'Antiquaille le 22 juillet 1872, pour un psoriasis qui occupe les membres et revêt les formes guttata et punctata. Ce psoriasis est survenu il y a trois ans, à la suite d'une émotion qu'occasionna au malade une chute qu'il fit dans la Saône. Il sort guéri, le 31 août 1872.

XI. François B..., âgé de 7 ans, entre à l'Antiquaille le 19 décembre 1872, pour un psoriasis aigu scarlatiniforme. Il n'existe pas chez lui d'hérédité. Il présentait, au dire des parents, déjà depuis un mois, quelques petits boutons blancs et secs, mais en petit nombre, lorsqu'il tomba dans la rivière d'Oullins : il en conçut une vive frayeur, et cinq à six jours après, son éruption se généralisa. Pendant son séjour à l'hôpital l'éruption augmente de plus en plus, puis cède au traitement, et l'enfant était à peu près complétement guéri, lorsqu'il contracta une laryngite aiguë, accompagnée d'une fièvre assez intense. Il succomba brusquement après quatre jours de maladie, et, à l'autopsie, on constata une affection pseudo-membraneuse du larynx avec œdème de la glotte.

XII. Auguste F..., âgé de 15 ans, entre à l'Antiquaille, le 11 novembre 1872, pour un psoriasis punctata et guttata généralisé. Cette affection qui n'est point héréditaire chez lui, ne date que de quinze jours, et est survenue dans les conditions suivantes :

Il y a deux mois environ, cet enfant quitte le domicile paternel pour courir à l'aventure : il erre pendant 15 jours, vivant misérablement, on ne sait de quoi, ne sachant où coucher, et profondément attristé de son escapade. Quoiqu'il en soit, c'est à ces mauvaises conditions hygiéniques, ainsi qu'à l'émotion causée par les sévères reproches de ses parents, que semble devoir se rattacher son psoriasis. Le 28 mai 1873, il quitte l'hospice complétement guéri.

XIII. Adrien Ch..., âgé de 11 ans, entre à l'Antiquaille, le 12 décembre 1872, pour un psoriasis généralisé se montrant sous forme de larges plaques sur le tronc, et affectant la forme guttata sur les membres. Il n'existe chez lui aucun antécédent héréditaire ayant trait à cette affection qui a débuté au mois d'août dernier, peu de temps après une chute qu'il fit sur le genou et dans laquelle il éprouva une vive frayeur, en même temps qu'il éprouva une douleur assez intense. Il sort amélioré, le 6 mars 1873, réclamé par ses parents ; puis il rentre le 27 mai 1874, l'affection ayant les mêmes caractères. Il quitte de nouveau l'hospice le 8 octobre 1874, à peu près complétement guéri.

XIV. Mademoiselle X..., âgée de 20 ans, habitant Lorette (Loire) vient consulter M. Horand, au mois d'octobre 1873 ; elle est atteinte depuis l'âge de 9 ans, d'un psoriasis des coudes et des genoux. A cette époque, son psoriasis est survenu dans les conditions suivantes. Elle traversait un champ pour aller chercher du lait, lorsqu'une jeune fille, lui jetant une pierre après l'avoir montrée à un chien, cet animal s'élança sur elle, et la mordit à la jambe. Sa frayeur fut vive, mais néanmoins les jours suivants, cette jeune fille n'éprouva aucun malaise. Toutefois, un mois après apparut le psoriasis, sans qu'il existât dans la famille aucun antécédent héréditaire. Le psoriasis a pour siége les membres supérieurs et inférieurs, et se montre sous les formes punctata et guttata.

XV. Jean-Baptiste R..., âgé de 5 ans et demi, entre à l'Antiquaille, le 18 juin 1874, pour un psoriasis généralisé offrant les formes les plus variées. Cette affection est survenue il y a deux ans et demi, à la suite d'une frayeur que lui occasionna son frère, pendant qu'ils prenaient ensemble un bain dans un étang. On ne trouve du reste, dans sa famille, aucun antécédent héréditaire. Après un premier traitement, il est réclamé par ses parents au bout de quatre mois, et sort amélioré. Puis, il rentre de nouveau, le 23 novembre de la même année, et succombe le 18 juillet 1875, à une méningite cérébrale intercurrente. Son psoriasis persistait encore, et n'avait été traité jusqu'à ce moment que par des moyens externes.

XVI. M. X..., âgé de 26 ans, entrepreneur de constructions, vient consulter M. Horand, le 5 octobre 1874, pour un psoriasis dont le début remonte à un mois environ. Ce malade, qui a une bonne santé, et dont les parents ne sont atteints d'aucune affection cutanée, raconte qu'il y a quatre mois, étant sur un échafaudage, à la hauteur d'un deuxième étage, il songea tout à coup à un accident qui était arrivé peu de jours auparavant à un de ses ouvriers, qui avait été coupé en deux par une voiture chargée de pierres. Cette pensée lui procura une telle émotion qu'il se mit à trembler ; ses jambes ne pouvaient plus le porter, et il se demandait comment il pourrait descendre du lieu où il se trouvait. Réunissant ses forces, il entreprit cette descente au moyen d'une échelle, s'aidant plus de ses bras que de ses jambes qui fléchissaient. Lorsqu'il arriva sur le sol, son corps ruisselait de sueur, et il fut obligé de s'asseoir, tant il était encore ému.

A partir de ce moment, M. X..., éprouva un malaise général, perdit l'appétit ; ses forces diminuèrent, et ce n'est qu'au bout de trois mois, lorsqu'apparut le psoriasis, sur les avant-bras et le dos des mains, qu'il commença à recouvrer la santé. Actuellement, le psoriasis a envahi non-seulement les membres, mais encore le tronc et le cuir chevelu.

XVII. Jean-Baptiste P..., âgé de 11 ans, entre à l'Antiquaille, le 5 novembre 1874, pour un psoriasis palmaire et plantaire, survenu il y a deux mois, à la suite d'une frayeur occasionnée par une chute qu'il fit en courant, et dans laquelle il se fit une luxation incomplète en arrière des deux os de l'avant-bras, luxation aujourd'hui irréductible, et pour laquelle il eut à supporter les nombreuses et très-douloureuses manœuvres d'un charlatan, qui n'eurent d'autre résultat que de lui faire éprouver de vives souffrances, et d'augmenter d'autant son émotion. Il sort guéri de son psoriasis, le 20 janvier 1875.

XVIII. Marie H..., âgée de 15 ans, entre à l'Antiquaille, le 25 juillet 1875, pour un psoriasis généralisé, confluent au niveau du cuir chevelu, et discret sur les membres. Cette affection cutanée est survenue chez elle, sans qu'on trouve aucune prédisposition heréditaire, mais elle raconte qu'elle a eu une vive frayeur il y a quatre mois, et c'est quinze jours après que le psoriasis a apparu. Elle sort, le 11 septembre 1875, non guérie, mais réclamée par ses parents.

XIX. Julien B..., âgé de 9 ans, entre à l'Antiquaille, le 1er octobre 1875, pour un psoriasis généralisé, ayant pour siége la face, le cuir, chevelu, le tronc et les membres. Les parents racontent qu'à l'âge de trois ans, en jouant avec ses camarades, il fut poussé dans une allée, et la porte retirée immédiatement, de telle sorte qu'il resta enfermé pendant plus d'une heure, dans la solitude et l'obscurité, criant, pleurant, sans qu'on vînt le délivrer. Il en conçut une telle émotion, qu'un mois après, le psoriasis pour lequel il vient se faire traiter se déclara, sans qu'on ait pu retrouver chez lui ni hérédité, ni aucune autre cause. Il sort réclamé par ses parents, le 31 décembre 1875, présentant encore quelques papules.

XX. Valentine E..., âgée de 9 ans et demi, entre à l'Antiquaille, le 7 avril 1875, pour un psoriasis punctata ét guttata généralisé. Il y a trois mois, cette petite malade eut une vive frayeur. En descendant un escalier, elle rencontra un enfant qui criait et qu'elle ne connaissait pas. Les jours suivants, elle fut prise d'un malaise qui se dissipa au moment où apparut l'affection cutanée. Rien du côté de l'hérédité. Elle sort guérie, le 22 juin 1875.

XXI. Marie L..., âgée de 17 ans, entre à l'Antiquaille, le 23 novembre 1875, pour un psoriasis généralisé. Cette jeune fille dont les parents sont bien portants et indemnes de toute éruption dartreuse, raconte qu'il y a deux ans elle eut une frayeur excessive.

Elle vit le cheval de son père, attelé à une voiture, tomber dans le Rhône, et comme elle croyait que sa mère était sur la voiture, elle ressentit une émotion profonde, et quelques jours après, le psoriasis apparut sur les membres inférieurs et le tronc. Cette éruption reste localisée en ces points, mais six mois environ après son début, la jeune fille éprouva de nouveau une émotion, en apprenant subitement la mort d'un de ses parents.

Dès les jours suivants, l'affection cutanée se développe sur les membres supérieurs, la face, le cuir chevelu, en un mot, il y a là de nouvelles poussées sous l'influence de cette nouvelle émotion; si bien que l'affection cutanée, restée jusqu'alors discrète, se généralise. Cette malade sort guérie, dans le courant du mois de juin 1876.

XXII. Mademoiselle X..., âgée de 12 ans, vient à la consultation de l'Antiquaille, le 26 octobre 1875, ell: est atteinte depuis cinq mois d'un psoriasis guttata et punctata du tronc et des membres. Ce psoriasis, qui ne peut se rattacher à aucun antécédent héréditaire, est survenu quatre jours après une violente colère.

XXIII. Madame X..., âgée de 57 ans, est affectée d'un psoriasis du cuir chevelu depuis plusieurs années, et qui est survenu cinq ou six mois après une chute faite de la hauteur d'un premier étage. Outre la frayeur qu'éprouva la malade, elle se fit en tombant une fracture du cubitus et diverses contusions. De plus, pendant une heure et demie, elle resta sans connaissance.

On peut ajouter qu'il n'existe dans sa famille aucun membre atteint de semblable affection.

XXIV. Mademoiselle X..., âgée de 16 ans et demi, est atteinte de psoriasis depuis l'âge de six ans. Elle eut à cette époque une vive frayeur, car elle faillit être écrasée par une voiture, et c'est un mois après que le psoriasis s'est développé.

On ne trouve dans sa famille aucun antécédent héréditaire. Au moment où elle vient consulter M. Horand, elle présente des plaques de psoriasis guttata sur les membres, et quelques-uns sous la forme punctata sur le sternum et entre les épaules.

Jusqu'ici, nous n'avons parlé que du psoriasis. Nous pourrions peut-être ajouter encore quelques observations, entre autres celle que vient de me procurer mon excellent collègue, M. Calignon, ayant trait à un homme qui prit un psoriaris après avoir failli se noyer, mais les nombreuses observations que je viens de citer, et qui ont le mérite d'avoir été contrôlées par M. Horand, suffisent largement à démontrer que le psoriasis est le produit de cette étiologie, plus fréquemment que toute autre maladie cutanée. Je ferai remarquer en outre que les formes guttata et punctata ont été presque constamment observées, soit seules, soit réunies à d'autres formes.

Mais, comme cela ressort de notre historique, cette maladie n'est pas la seule qui puisse se rattacher à cet ordre de causes.

XXV. François B..., âgé de 12 ans, entre à l'Antiquaille le 21 septembre 1874, pour un prurigo lichenoïde généralisé. Il y a trois ans, cet enfant contracta son affection cutanée dans les conditions suivantes : il s'amusait dans un bateau, lorsque celui-ci chavira et le jeta à l'eau ; il eut, comme on le conçoit facilement, une frayeur vive, car sans la présence de quelques personnes qui le retirèrent, il se fût certainement noyé. Six jours après cet accident, l'éruption apparut sur les jambes, caractérisée par de nombreuses papules du volume d'une tête d'épingle, rosées et très-prurigineuses. Peu à peu l'affection s'est généralisée, et a persisté jusqu'à ce jour, l'enfant n'ayant été soumis à aucun traitement approprié. Il sort guéri le 25 novembre 1874, après avoir été soumis à un traitement arsenical.

XXVI. Catherine S..., âgée de 5 ans 1/2, entre à l'Antiquaille le 15 octobre 1874, pour un prurigo lichenoïde généralisé. Cette affection s'est développée il y a trois ans, sans cause héréditaire, mais à la suite d'une frayeur. Les caractères de l'affection sont les mêmes que ceux de la malade précédente, et comme elle, elle sort guérie le 11 décembre 1874.

Nous devons à l'obligeance du docteur Ponte, de Saint-Jean de Bournay (Isère) l'observation qui suit :

XXVII. X..., étudiant en médecine, âgé de 20 ans, d'un tempérament nervoso-sanguin, d'une constitution robuste, fut, à la suite de circonstances très-douloureuses, plongé dans un profond désespoir. Au bout de quelques jours, un prurit violent apparaissait, et le corps se couvrait de papules nombreuses, ulcérées par le grattage : le prurigo était généralisé. Les eaux d'Uriage améliorèrent sa maladie, qui fut néanmoins très-rebelle. Jamais, dans sa famille, il n'avait existé de maladie semblable.

Le docteur Cusset a bien voulu nous communiquer l'observation suivante, intéressante en ce que la même émotion a développé chez deux malades, et à peu près dans le même laps de temps, la même affection :

XXVIII. Deux jeunes filles, âgées de 20 à 22 ans, et qui étaient toutes deux en pleine période menstruelle, se promenaient ensemble à la campagne, lorsqu'un jeune homme, voulant s'amuser, tenta de leur faire une vive frayeur. Il y réussit si bien, que l'une d'elles, jouissant jusque là d'une santé parfaite, vit survenir deux jours après, en même temps que des troubles menstruels, un strophulus qui couvrait les membres supérieurs et inférieurs. Depuis, elle a conservé un peu de dysménorrhée. L'autre, chloro-anémique, et sujette depuis peu à quelques troubles gastriques qui pouvaient évidemment la prédisposer au strophulus, vit cette éruption couvrir les bras et les jambes au bout de trois ou quatre jours : les règles avaient brusquement cessé au moment de l'émotion morale.

Ces deux jeunes filles, qui, du reste, ne présentaient aucun antécédent héréditaire, étaient guéries de leur affection cutanée, après huit jours à peine de maladie.

L'observation suivante est intéressante en ce qu'elle a trait à une malade qui est encore dans le service de M. Lallier, à l'hôpital Saint-Louis, et qui, par conséquent, est à la portée de tous ceux qui voudraient contrôler cette observation :

XXIX. Marie L..., âgée de 65 ans, eut une frayeur très-vive; la maison qu'elle habitait s'étant embrasée à son insu, elle faillit être brûlée vive.

Deux mois après apparaissait une herpétide sèche, prurigineuse, sans aucune trace de vésicules, et qui couvrait le visage, les bras et les membres inférieurs.

Elle présente actuellement un lichen agrius généralisé.

Les deux observations qui suivent, et qui ont trait au pityriasis, ont encore été recueillies dans le service de M. Horand.

XXX. Marie P..., âgée de 18 ans, entre à l'Antiquaille pour un pityriasis de la face et du cou, un peu éczémateux au niveau des oreilles, et paraissant succéder à un érysipèle. Cette affection date en effet de quinze jours, et la malade raconte qu'elle est survenue huit jours après une discussion violente qu'elle a eue avec une autre domestique de la maison où elle est placée, et à la suite de laquelle elle craignait d'être renvoyée. Elle apparut sous forme de rougeur et de gonflement de la face, avec perte de l'appétit. Elle sort guérie le 23 décembre 1875.

XXXI. Pierre B..., âgé de 16 ans 1/2, entre à l'Antiquaille, le 6 novembre 1874, pour un pityriasis rubra généralisé. Cette affection dont il n'existe aucun exemple dans la famille, date de deux ans. Ce malade, étant monté sur un arbre très-élevé, fit une chute et resta suspendu à la dernière branche. Il éprouva une vive émotion, et c'est un mois après, que l'éruption apparut. Elle est caractérisée par une rougeur générale de la peau, avec une desquamation furfuracée, desquamation qui se montre sous forme de poussées. L'affection résiste au traitement arsenical, et le malade demande sa sortie le 5 avril 1875.

L'observation suivante, qui a trait à l'eczéma capitis, est d'autant plus intéressante qu'elle a été recueillie sur luimême par un étudiant en médecine, plus apte, par consequent, à analyser les faits.

XXXIII. Fernand M..., étudiant en médecine, âgé de 23 ans, a une constitution herpétique, car il est sujet à différentes éruptions qui se manifestent sous l'influence de la moindre cause. En été, il est souvent atteint d'hydroa des doigts ; mange-t-il quelques écrevisses, il voit fréquemment survenir dans la soirée même un urticaire ; enfin, avec les résines, telles que le copahu, il voit survenir l'érythème spécial à ce genre de médicament. Il est sujet de plus à un pityriasis capitis assez abondant. La constitution herpétique existe donc chez lui : elle n'est point héréditaire, car aucun membre de sa famille n'est atteint d'éruption dartreuse.

Ce jeune homme a le malheur de perdre son père, dans la nuit du

17 juin 1875, après avoir été le témoin d'une longue et douloureuse agonie. Le lendemain, 18 juin, il passe plusieurs heures dans la chambre mortuaire, ce qui ne fait qu'accroître sa douleur, si bien que, dans la nuit du 18, après avoir sommeillé quelques instants, il est éveillé par une démangeaison horrible qui le contraint à se gratter pendant deux ou trois heures. Un liquide visqueux, peu abondant, suinte après le grattage, et agglutine les cheveux. Le lendemain matin, 19 juin, la démangeaison est moins vive, mais les cheveux humides et agglutinés reposent sur un fond rougeâtre.

Dans la journée du 19, les choses restent en l'état, mais ce jeune homme éprouve de nouveau de vives émotions au moment de l'enterrement. Dans la nuit du 19 au 20, il dormait à peine depuis une heure, lorsqu'il est réveillé comme la veille par des démangeaisons plus atroces encore, qui le contraignent à se gratter avec force : bientôt, un liquide abondant et visqueux ruisselle sur son visage, si bien qu'il est convaincu que, sous l'influence du grattage, il s'est fait une excoriation qui fournit du sang. Il allume une bougie, et à son grand étonnement, ne trouve que de la sérosité et pas de sang. Les démangeaisons persistent toute la nuit, et ne se calment qu'un peu le matin.

Le lendemain, 20 juin, tout le cuir chevelu est rouge, et recouvert de furfurs abondants : les cheveux noyés par la sérosité se détachent avec facilité : le prurit est moins intense.

Les mêmes phénomènes se reproduisent dans la nuit du 20 au 21 juin, mais un peu moins accentués, et cet état persiste quelques jours avec aggravation nocturne, en s'atténuant de plus en plus.

Au bout de huit jours, soit que le traitement ait pu modifier l'éruption, soit que celle-ci ait terminé normalement son évolution, la démangeaison cesse, même la nuit, la rougeur disparaît, la tête cesse d'être humide, mais le cuir chevelu est recouvert d'un amas de pellicules, sous forme de calotte squameuse qui la recouvre dans son entier, et offrant une épaisseur de plusieurs millimètres. Cette desquamation persiste un certain temps, puis elle cesse complétement, mais une grande partie des cheveux est tombée, et ce n'est qu'au bout de six mois environ que le cuir chevelu reprend son aspect normal.

Le pityriasis seul persiste encore, comme avant la poussée.

Ce fait est intéressant, non-seulement par suite d'influence de l'émotion morale chez un sujet herpétique, qui a mis en évolution la dartre, mais encore parce qu'il s'agit d'une affection cutanée humide, ce qui est beaucoup plus rare. Quant à la nature de l'éruption, il s'agit bien là d'un eczéma fluent.

Je ne quitterai pas l'eczéma sans signaler le fait de ce pauvre malade, atteint de maladie vénérienne, qui, s'étant présenté en 1875 à l'Antiquaille, fut refusé parce qu'il n'était pas du département et ne pouvait payer. Désespéré, et ne sachant que devenir, il revint le surlendemain à la consultation gratuite, porteur d'un eczéma confluent généralisé.

XXXIV. Anthelme J..., âgé de 37 ans, entre à l'Antiquaille le 1er Juin 1876, pour un abcès de l'anus et un purpura généralisé.

Nous ne parlons pas de l'abcès qui n'a aucun rapport avec notre sujet ; nous dirons seulement au point de vue des antécédents, que cet homme n'a jamais eu de rhumatisme, et qu'il s'adonne aux boissons alcooliques.

Le purpura dont il est affecté date de six jours : cette éruption est survenue deux jours après une frayeur occasionnée par le feu qui s'était déclaré dans son appartement. Elle est du reste caractéristique et généralisée sur le tronc et les membres. Sa durée est courte, car elle disparaît sans aucun traitement au bout de quinze jours environ.

Il y a quelques jours, nous avons pu observer le fait suivant, qui a trait à un zona :

XXXV. Jeanne M..., dévideuse, née à Thiers (Puy-de-Dôme), âgée de 21 ans, entre à l'hôpital de la Croix-Rousse, le 5 juillet 1876. Elle est enceinte de six mois, n'a aucun antécédent héréditaire : elle a un tempéramment très-nerveux et est très-sujette à la migraine.

Il y a treize jours, cette malade, se disputant avec une de ses ouvrières, entra dans une violente colère. Trois jours après elle ressentit tout à coup une douleur vive, avec sentiment de brûlure sur toute la moitié gauche de la paroi abdominale. Le lendemain, cette région était couverte de papules rouges qui ne tardèrent pas à se transformer en vésicules et en bulles. Les douleurs ne cessèrent pas avec l'éruption.

Le jour de son entrée, on constate, sur une largeur de dix centi-

mètres, de nombreuse bulles allant de la colonne vertébrale à la
ligne ombilicale, à gauche ; et elles sont entourées d'auréoles rouges
plus ou moins étendues. La douleur est très-vive : il n'y a pas de
fièvre.

Nous apprenons, par notre excellent collègue, **M.** Guyot (de Mont-
.merle), dans le service de qui elle est entrée, qu'elle a quitté l'hôpital, le 12 juillet ; ses douleurs avaient disparu, et il restait à peine
quelques traces de l'éruption.

Enfin, M. le docteur Tessier a bien voulu nous communiquer le fait suivant :

XXXVI. Ce professeur revenait à Lyon, par le train de Genève : le
temps était orageux, les éclairs et les tonnerres se succédaient rapidement.

Au même moment, un déraillement eut lieu, et effraya vivement
les voyageurs. M. Tessier put voir alors une enfant de deux ans et
demi, assise sur les genoux de sa mère, se suspendre à son cou,
agitée d'un violent tremblement nerveux. Au bout de vingt minutes,
des plaques d'érythème recouvraient le visage de l'enfant.

Je ne quitterai pas cet accident, sans dire que le professeur de
clinique de l'Hôtel-Dieu a pu observer encore un homme d'une
trentaine d'années, et qui, vivement ému par ce danger, a vu
survenir 4 ou 5 jours après, une éruption furonculeuse généralisée.

Il résulte de ces nombreuses observations que les émotions morales produisent les affections sèches bien plus fréquemment que les affections humides, et que de toutes les
maladies cutanées, le psoriasis est celle qui subit le plus
facilement cette influence.

III

Diverses théories ont été émises pour expliquer l'influence du système nerveux sur les troubles trophiques qui se produisent soit du côté de la peau, soit du côté des autres organes. Nous ne nous occuperons que de ceux qui ont trait à l'enveloppe cutanée. De plus, nous devons dire qu'il ne s'agit dans ce travail que de l'influence du système nerveux central, car nous ne nous sommes occupé que des émotions morales.

Nous laisserons donc de côté les théories qui ont trait aux éruptions localisées, telles que le zona et autres, qu'on voit survenir à la suite de lésions des nerfs périphériques. Cette question, du reste, a été traitée par de nombreux auteurs, tels que Pouteau, Swan, Larrey, Descot, Bellingeri, Hamilton, Henle, Romberg, Dutrochet, Muller, Schiff, Wirchow, Cl. Bernard, Chausit, Canuet, et MM. Charcot, Brown-Séquard, Bærensprung, Samuel, Frémy, Couyba, Mayet, Vulpian, etc.

Si nous résumons les observations que nous avons trouvées dans les auteurs, et celles que nous avons recueillies nous-même, nous voyons qu'à la suite des émotions morales, il peut se manifester du côté de la peau les divers troubles de nutrition auxquels se rattachent toutes les maladies cutanées, depuis l'érythème, c'est-à-dire la simple congestion du réseau capillaire, jusqu'à l'ecthyma, qui est une véritable ulcération du derme, en passant par les états intermédiaires constitués par des éruptions vésiculeuses et papuleuses.

En rapport avec ces faits, il importe de trouver une théorie physiologique, d'accord avec les données actuelles de la science. Pour cela, nous devons passer en revue les opinions qui ont été émises dans ces dernières années, relativement à l'influence du système nerveux sur les troubles trophiques.

Cette étude est d'autant plus utile qu'il n'existe rien ou à peu près rien de précis, à cet égard, dans les auteurs. Seuls, MM. Vulpian et Canuet renferment quelques notions ayant trait à cette question. Nous y reviendrons, du reste, dans la courte analyse que nous allons faire des travaux les plus importants connus jusqu'à ce jour.

On peut ranger sous deux opinions les idées soutenues par les auteurs. Pour les uns, les phénomènes qu'on observe du côté de la peau sont sous l'influence directe du système nerveux, c'est-à-dire que ce système réagit directement sur la cellule et en modifie la nutrition. Pour les autres, le système nerveux n'a qu'une action indirecte sur cette même cellule : il agit tout d'abord sur les vaisseaux, et ce sont les troubles apportés dans le système circulatoire qui sont la cause des désordres observés du côté de la nutrition.

A. — Pour Romberg, les troubles trophiques survenus à la suite de lésions nerveuses, sont dûs à l'anesthésie : les troubles de nutrition n'apparaissent que comme conséquence de cet état morbide des nerfs sensitifs (1).

Chausit, parlant des affections papuleuses, est d'avis qu'il y a constamment un développement anormal des papilles du derme : « La modification de la sensibilité, l'hyperesthésie, dit-il, est certainement le point de départ des éruptions papuleuses. C'est une névralgie dont l'influence sur les autres appareils ou organes de la peau est incontestable ; on ne trouve pas, en effet, d'éruption papuleuse sans prurit, sans

____

(1) Lehrbuch, 1851, t. I, p. 232.

hyperesthésie, tandis que cette dernière existe souvent seule, rebelle et tenace » (1).

Le docteur Canuet, dans une thèse remarquable parue en 1855, dit que les affections papuleuses (lichen, prurigo) sont de véritables névroses. Elle sont, en effet, souvent produites par des émotions morales : l'éruption est souvent le dernier symptôme du lichen, et elle peut manquer, alors que tous les autres symptômes existent. Il ajoute enfin que les papules ne sont autre chose que des papilles modifiées d'une certaine façon (2).

Nous arrivons à la théorie des actions reflexes. En 1859, MM. Charcot et Brown-Séquard (3) font paraître plusieurs observations de maladies cutanées produites par des lésions nerveuses, et ce dernier les fait suivre des réflexions suivantes : « Quant aux altérations de nutrition qui apparaissent à une distance plus ou moins grande du point irrité, la pathologie abonde en faits semblables. Ce sont là des faits d'altération de nutrition par action réflexe. » L'irritation périphérique gagne le système nerveux central, d'où elle se dirige sur les nerfs moteurs, sensitifs ou nutritifs (vaso-moteurs ou trophiques) ; c'est cette irritation réfléchie qui devient la cause des troubles de la nutrition.

Samuel, en 1860, fait paraître sa théorie des nerfs trophiques. Après avoir tenté de prouver leur existence, il dit que l'état d'irritation ou de paralysie de ces nerfs amène, soit une formation rapide de cellules nouvelles, soit, au contraire, une atrophie des tissus. Les nerfs trophiques, nés des ganglions spinaux ou d'autres, celui de Gasser, par exemple, cheminent avec les nerfs sensitifs et se caracté-

(1) Chausit, *Considérations sur des affections papuleuses pour servir à l'histoire des névroses de la peau.*

(2) Canuet, *De l'influence du système nerveux dans les maladies cutanées,* Paris, 1855.

(3) *Journal de physiologie* de Brown-Séquard, 1859, p. 108.

risent par une excitabilité très-difficile et une irritation
très-durable (1).

Dans un mémoire paru en 1868, M. Mayet, médecin des
hôpitaux de Lyon, repousse la théorie des nerfs trophiques
et croit que ce sont les nerfs préposés à la sensibilité et au
mouvement qui remplissent également la fonction de présider à la nutrition des parties (2). Dans la vive discussion
à laquelle donna lieu cette lecture, on vit M. Perroud défendre les idées de Samuel, et MM. R. Tripier et Soulier se
faire partisans, au contraire, des idées de Mougeot et de
Legros, dont nous parlerons tout à l'heure.

A la Société de Biologie, dans sa séance du 4 novembre
1872, M. Charcot expose une ingénieuse théorie qui permet
de se passer des nerfs trophiques que personne n'a jamais
vus. On nous permettra de glisser sur cette théorie, de signaler seulement les intéressants travaux de MM. Bœrensprung, Paget, Mitchell, Morehouse, Keen, etc., si l'on se
rappelle que toutes ces idées n'ont que de faibles rapports
avec le sujet qui nous occupe, et que nous ne les rappelons que
pour arriver à une théorie en rapport avec les faits que nous
avons signalés.

B. — Les auteurs que nous allons maintenant passer en
revue repoussent complétement les idées que nous venons
de citer, et proclament hautement l'indépendance de la
cellule. D'après Dutrochet, la cellule conserve son activité
vitale aussi longtemps que ses parois restent solides et que
son contenu est encore pur et fluide. Muller (3) déclare que
la nutrition, eu égard à sa cause première, doit être considérée comme complétement indépendante de l'influence
nerveuse.

(1) *Die trophischen nerven*, Leipzig, 1860.

(2) *Mémoires et comptes rendus de la Société des sciences médicales de
Lyon*, 1868, p. 209.

(3) Muller, *Physiologie*, 1845, t. I, p. 289.

« Chaque animal. dit M. Virchow (1), représente une somme d'unités vitales qui portent en elles-mêmes les caractères complets de la vie. » S'appuyant sur les expériences de Cl. Bernard, le physiologiste allemand combat vivement ses adversaires, qu'il appelle ironiquement les névristes. A son tour, le professeur du Collége de France conclut de ses expériences que la cause des phlegmasies tient à une irritation primitive des cellules, dont il proclame l'indépendance. Ce n'est pas à dire pourtant que le système nerveux n'ait pas d'influence sur la nutrition : c'est par les nerfs vasculaires, les nerfs vaso-moteurs, que s'explique cette action indirecte du système nerveux.

Schiff se fait aussi le partisan des théories vaso-motrices.

Mougeot, en 1867, expose très-clairement cette théorie, que nous allons citer plus loin (2).

Enfin, M. Vulpian (3) parle longuement des congestions émotives, dans un article sur lequel nous reviendrons.

Pour nous, nous déclarons, dans le cas particulier qui nous occupe, nous ranger du côté de cette théorie; mais, avant d'en donner les raisons, nous allons en donner un aperçu aussi bref que possible, en nous aidant des travaux de M. Cl. Bernard et de Mougeot.

Expliquant ce qu'on doit entendre par les mots : « Action indirecte du système nerveux sur la nutrition, » Mougeot s'exprime en ces termes : « Prenons, par exemple, une cellule épithéliale d'un cul-de-sac glandulaire quelconque; cet élément anatomique jouit, comme tous les autres, de la propriété d'assimiler et de désassimiler, d'absorber les liquides ambiants par endosmose, de les modifier par son

(1) *Pathologie cellulaire,* p. 12.

(2) Mougeot, *Recherches sur quelques troubles de nutrition consécutifs aux affections des nerfs,* Paris, 1867.

(3) Vulpian, *Leçons sur l'appareil vaso-moteur,* Paris, 1875, t. II, p. 509.

contenu spécial; mais il est évident que cette cellule ne peut vivre qu'autant qu'il y aura à sa portée des matériaux capables de remplacer ceux qui viennent de disparaître par l'action même de la fonction cellulaire, par la décombinaison. Ces matériaux sont contenus dans le plasma du sang. Or, le sang circule dans des vaisseaux que le système nerveux tient directement sous sa dépendance, à cause de l'élément vasculaire qu'ils contiennent. Le système nerveux, en permettant ou en empêchant l'afflux d'une certaine quantité de liquide nourricier, n'a donc qu'une action indirecte sur la nutrition; il est incapable de modifier d'une façon primitive les phénomènes physico-chimiques. »

Mais il faut établir une distinction, car le système vasculaire est soumis à l'influence de deux systèmes nerveux plus ou moins distincts : celui du grand sympathique et le cérébro-spinal : « Le premier, dit Cl. Bernard, joue le rôle de modérateur des vaisseaux; en l'irritant, on produit un resserrement plus ou moins considérable de ces vaisseaux, resserrement qui apporte une certaine entrave à la circulation, et par conséquent la ralentit. Au contraire, en excitant les filets du cérébro-spinal, on provoque la dilatation de ces mêmes vaisseaux.

» Tel est le mécanisme de l'influence nerveuse. Avec ces deux modes d'action, resserrement ou dilatation des vaisseaux, le système nerveux gouverne tous les phénomènes chimiques de l'organisme (1). »

Ces quelques points acceptés, on comprend dès lors facilement que ces troubles des nerfs vaso-moteurs se traduisent par des troubles de nutrition.

C. — Parmi toutes ces opinions, dues à des auteurs aussi éminents, nous nous sommes permis de choisir la théorie

---

(1) Cl. Bernard, *Leçons sur les propriétés des tissus vivants*, p. 410.

vaso-motrice; il nous reste maintenant à en exposer les motifs.

En premier lieu, ces congestions existent. Dans un long article sur les congestions émotives, Vulpian (1) « rappelle ces·rougeurs dues aux émotions de toutes sortes, la colère, la joie, la honte, la pudeur, l'intimidation, etc. Elles atteignent principalement la face, mais peuvent se répandre sur tout le corps. C'est dans la protubérance annulaire que paraît résider le centre émotif : c'est là que l'excitation nerveuse toute spéciale, constituant l'émotion, donne lieu à une perturbation fonctionnelle du bulbe rachidien et de la moelle, qui peut déterminer des modifications du tonus vasculaire de certaines régions du corps, particulièrement de la face et de la tête. »

Voilà pour la théorie. Quant au fait lui-même de la congestion, je n'insisterai pas pour démontrer son existence : tout le monde l'a maintes fois constaté.

Il nous reste à prouver maintenant, d'abord, que l'irritation directe transmise par les centres nerveux ne peut pas, dans le cas particulier qui nous occupe, produire de maladies cutanées; en second lieu, que cette congestion visible, palpable, pour ainsi dire, qui suit les émotions morales, est suffisante à en favoriser le développement.

Ce n'est pas l'irritation directe du système nerveux qui produit l'éruption. En effet, que MM. Charcot, Brown-Séquart, Paget, Mitchell, Morehouse et Keen, dans la description qu'ils font de maladies cutanées nombreuses survenues à la suite de blessures des nerfs périphériques, attribuent ces maladies à l'action nerveuse directe, et refusent aux nerfs vaso-moteurs la puissance nécessaire pour les produire, ce n'est pas surprenant, puisqu'ils n'ont en vue que des lésions cutanées localisées. Mais ce ne sont

(1) Vulpian, *Leçons sur les vaso-moteurs,* loc. cit.

pas les faits que nous avons à traiter ; car, au lieu de l'action continue d'un nerf, nous n'avons qu'un trouble momentané des fonctions du système nerveux. De plus, l'éruption qui nous occupe est généralisée, et dépend par conséquent de l'action du système nerveux central.

Que M. A. Fèvre, dans le mémoire récent que nous avons cité plus haut, en parlant des affections cutanées que l'on rencontre chez les aliénés, générales, il est vrai, et sous la dépendance du système nerveux central, mais d'un système nerveux atteint d'une lésion réelle et continue, considère ces altérations comme des troubles trophiques subordonnés aux modifications de l'axe cérébro-spinal, rien de mieux, et nous partageons entièrement cet avis.

Mais, admettons même que cette théorie puisse expliquer les éruptions qui succèdent à des émotions morales, et que l'irritation subie par l'encéphale retentisse par action réflexe sur les cellules du corps entier pour en modifier directement la nutrition, comme un nerf lésé modifie celle des cellules situées sous sa dépendance. En raison même de cette assimilation entre la pathogénie de ces maladies cutanées, différant seulement par leurs causes, traumatiques ou morales, les nombreux accidents qui lèsent le système nerveux ne devraient-ils pas être, quelquefois au moins, suivis d'une éruption immédiate ? Or, on n'a jamais vu une lésion cutanée succéder en quelques instants au traumatisme, à la blessure d'un nerf.

Reste à prouver que les troubles vaso-moteurs déterminent une modification capable de produire les éruptions dont nous parlons.

Grâce aux travaux de M. Vulpian, nous savons déjà que des congestions passagères peuvent être la conséquence des émotions morales : le même auteur dit plus loin que les congestions portées à un degré extrême, telles que celles qu'on voit survenir dans le tube digestif à la suite des brûlures des téguments, peuvent déterminer l'hémorrhagie, l'inflammation, l'ulcération même (1). D'autre part, quel que soit l'élément sur lequel elle se localise, on ne saurait refuser à la congestion d'être la lésion fondamentale de la plupart des affections cutanées. Rien n'est donc mieux établi que l'action intense, énergique du processus que nous venons d'examiner et peut-être pourrions-nous attribuer à son influence directe les altérations du tégument.

Toutefois, nous n'allons pas jusqu'à soutenir cette conséquence, que nous n'hésiterions pas nous-même à taxer d'exagération ; si nous croyons à la réalité de la cause vaso-motrice, nous entendons ne lui attribuer cette puissance que lorsqu'elle est aidée par une prédisposition. Agissant sur un herpétique, elle met en jeu sa diathèse.

Nous objectera-t-on que, même en tant que cause déterminante, celle que nous invoquons est trop légère? Mais, ne voit-on pas, chez un dartreux, des circonstances bien plus insignifiantes encore, telles que l'ingestion d'un petit nombre d'écrevisses, de moules, de fraises, de framboises, etc., ou d'une faible quantité de copahu, déterminer des érythèmes d'une grande intensité? Pourquoi donc refuser pareille influence à une cause qui, dans certains cas, est capable même d'amener la mort?

Loin de nous donc l'idée de soutenir que la peur, la colère, le chagrin, puissent créer de toutes pièces une diathèse et changer brusquement la constitution d'un individu, ou bien encore que ces impressions violentes soient capables de créer une maladie passagère comme la cause qui la produit, et non constitutionnelle. Ce que nous prétendons, c'est que chez un individu herpétique dont le psoriasis, l'urticaire, etc., ne demandent qu'à évoluer, l'émotion mo

____

(1) Vulpian, *Leçons sur les vaso-moteurs,* loc. cit.

1876. — Meyer.   4 rale est une cause occasionnelle puissante de cette évolution, et que les troubles trophiques produits par le spasme ou le relâchement vasculaires, sont plus que suffisants pour la produire.

D'autres raisons encore militent en faveur de cette opinion. Ces maladies, en effet, sont de longue durée, lors même qu'elles sont nées dans ces conditions : leur guérison est difficile; elles peuvent se transmettre par hérédité. Or, un simple trouble momentané du système nerveux ne pourrait avoir de tels effets si l'individu ne portait en lui les éléments d'une diathèse dartreuse.

Nous avons dit que ces maladies se transmettaient par hérédité : à l'appui de cette affirmation, nous signalerons l'observation suivante :

« Obs. XXXVII. Louise G..., âgée de 12 ans, entre à l'Antiquaille, le 15 avril 1875, pour un psoriasis des membres et des oreilles. Le début de cette affection cutanée date de cinq ans, et elle est survenue sans cause appréciable. Toutefois, là mère raconte qne, pendant qu'elle allaitait son enfant, elle eut une violente frayeur à la suite de laquelle elle vit se développer sur elle-même un psoriasis, et, jusqu'à ce moment, elle n'avait présenté aucune trace de semblable éruption. »

Dans ce cas, il est bien manifeste que l'émotion a mis en évolution la dartre qui était à l'état latent chez la mère, dartre qui s'est transmise par hérédité à l'enfant. Toutefois, chez cette jeune fille, le psoriasis n'a apparu qu'au bout d'un certain nombre d'années, et cela sans cause appréciable.

Nous avons dit que les maladies de la peau survenues à la suite d'émotions morales sont, de même que celles qui ont une autre étiologie, constitutionnelles, qu'elles se transmettent par hérédité, que leur durée est aussi longue, leur guérison aussi difficile. Il est donc facile de conclure que, dans le cas particulier dont nous parlons, il n'y a rien à modifier, soit dans le pronostic, soit dans le traitement.

CONCLUSIONS

I. — Les émotions morales sont une cause occasionnelle fréquente de maladies cutanées.

II. — Incapables de produire ces affections de la peau chez un individu sain, les émotions morales les déterminent au contraire avec facilité chez des sujets affectés d'une diathèse herpétique.

III. — Les affections sèches et humides sont sous l'influence de cet ordre de causes, mais les premières bien plus fréquemment que les autres ; parmi elles, le psoriasis tient incontestablement le premier rang.

IV. — C'est aux troubles vaso-moteurs visibles, incontestables, qui succèdent à toute émotion morale vive, que l'on doit attribuer la pathogénie de ces maladies.

V. — Le pronostic et le traitement sont les mêmes que pour les affections cutanées survenues à la suite de causes différentes.